T d $\frac{97}{196}$

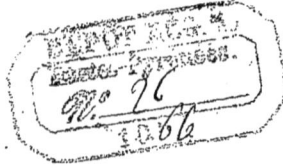

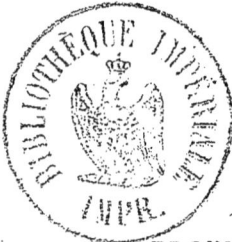

TUBERCULISATION PULMONAIRE

DANS SES RAPPORTS

AVEC LES AFFECTIONS DES ORGANES

PNEUMO-GASTRIQUES

TUBERCULISATION

PULMONAIRE

DANS SES RAPPORTS

AVEC LES AFFECTIONS DES ORGANES

PNEUMO-GASTRIQUES

PAR

M. ROUSSE, Dr Mn P.

Médecin du Collége Catholique de Bagnères, Chirurgien de l'Hospice Civil de la même ville, membre de l'Académie de l'Enseignement, correspondant de l'ancienne Société des Sciences Physiques, Chimiques, Arts Agricoles et Industriels de France, etc.

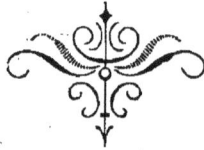

BAGNÈRES-DE-BIGORRÉ

Imprim. J. Cazenave, Boulevard du Collége

1866

Avant-Propos

Un deuxième opuscule sur la congénialité de la phthisie pulmonaire est livré au public Bagnérais.

Dieu veuille que nos académies daignent s'occuper davantage de cette maladie congénitale qui fait à chaque heure plus de ravages que n'en font pellagre, choléra, fièvres typhoïde, muqueuse, et variole.

Que sont, en effet, choléra, pellagre, fièvres typhoïde, muqueuse et variole?...

Des maladies intermittentes parfois curables.

Qu'est la phthisie pulmonaire?...

Une maladie congénitale *incurable*, sévissant toujours avec plus ou moins d'intensité ou de lenteur.

Evertuons-nous donc tous, sinon à guérir, du moins à pallier dans sa congénialité la phthisie pulmonaire que le très-érudit M. le professeur Piory dit incurable.

Mais, importe-t-il d'unir une fille non phthisique par congénialité à un homme issu de parents phthisiques encore assez bien portant?

Grande question! si le germe de ce phthisique peut, en donnant nouvelle vie aux ovules de cette fille, produire enfant, ou enfants phthisiques?

Qu'est ici la vie?...

Le développement ou la reproduction de ce que nous sommes, avec ou sans maladies héréditaires.

Par prudence, dans ce cas, abstenons-nous petitement de mariage, quoique l'ovule appartenant plus à la mère qu'au père, devienne rarement par fécondation ovule phthisique.

Ainsi parlent de nombreuses observations.

———

Une fille née de père et mère phthisiques se marie à un homme non phthisique, non issu de parents phthisiques; que devient sa congénialité?...

Parce qu'elle incombe à tout ce qui constitue cette fille, très-souvent, dans ce cas, le mariage fait éclater la phthisie plus tôt chez les filles que chez les garçons.

———

Deux êtres semi-bien portants, mais sortis de parents phthisiques, s'unissent :

Que produit cette union?...

Des enfants, les uns affectés de cancroïdes, les autres de phthisie.

Et, à ce sujet :

Mlle X... meurt d'un cancer au sein : la fille de son frère meurt phthisique, et le fils de ce même frère meurt d'un cancroïde au *rectum*.

Mme C... meurt d'un cancer au sein; sa fille meurt phthisique, et son frère d'un sarcocèle.

N..., une de nos grandes célébrités médicales, meurt d'un cancer au *cardia*, et ses petites filles meurent phthisiques, etc., etc.

Mais la phthisie n'aurait-elle pas quelques rapports de congénialité avec le cancer suivi de phthisie, ou la phthisie suivie de cancer, par sauts d'une génération à une troisième ou quatrième génération, se reproduisant souvent ainsi?...

A cette heure, 27 mai 1866, j'ai fait à l'hospice de Bagnères l'autopsie d'une vieille phthisique, et j'ai constaté dans la partie supérieure de son poumon droit une large caverne ayant envahi de haut en bas les trois-quarts de ce poumon.

Mais cette caverne, qui ne diffère en rien d'autres cavernes de phthisie, serait-elle une caverne cancéreuse ?

Oui, M. Robin est un grand micrographe. — Dieu veuille qu'il s'évertue à nous bien éclairer sur ce, car, jusqu'à cette heure, les cellules cancéreuses et les cellules phthisiques nous paraissent peu différentes.

Et, si je n'errais point, quel doit être le traitement de cette phthisie cancéreuse ?

Nul !...

Mais, c'est désespérant !.....

On a vu la phthisie ne pas sévir sur une ou deux générations ; — oui, mais ces cas sont très-rares.

J'avoue que ce fait stupéfie les meilleurs penseurs, c'est pourquoi, ils croient encore à l'extinction de la phthisie pulmonaire,

Mais surgit une troisième génération et aussitôt grande tristesse, car cette génération s'éteint tôt par phthisie.

Que faire dans de telles positions ?...

Doit-on ou non s'abstenir de mariage ?...

Sans nul doute, il faut s'abstenir.

Mais, comme il y a quelque chose dans ces êtres qui leur présage que leur vie sera courte, qui leur donne un désir presque insurmontable de reproduction, souvent ils se mésallient et ils meurent plus tôt.

Il est donc, le plus souvent impossible d'empêcher la reproduction de la phthisie !...

Heureuses ces rares filles qui peuvent s'annihiler dans un cloître en y menant sainte et douce vie par

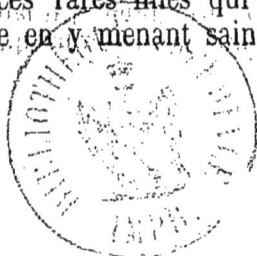

prières, excellents aliments et camphre sous toute forme, apaisant nos passions.

Que dit enfin la congénialité phthisique des mariages consanguins ?....

Que les individus provenant de ces mariages sont, par ce seul fait, voués à une dégénérescence presque inévitable, que l'union d'idividus appartenant à ce même sang peut avoir les plus funestes conséquences et conduire à l'extinction et à l'abâtardissement de la famille.

Oui, la consanguinité chez l'homme aussi bien que chez les animaux, élève l'hérédité des défauts comme celle des qualités à sa plus haute puissance ; par conséquent, dès qu'une viciation quelconque existe dans une famille, si on en marie les membres entr'eux, au lieu de se reproduire au même degré, cette viciation se multiplie et augmente son intensité d'une manière effrayante. Les germes morbifiques fermentent et font explosion dans un terrain propice à l'infection. Ils se décuplent alors rapidement en intensité.

Ces unions ont une influence analogue sur les qualités. — Telles sont les croyances de nos grands observateurs — et surtout du docteur Rambosou.

Inoculation de la phthisie

Le docteur Villemain, malgré tout ce qu'on a pu écrire contre l'impossibilité de reproduire la tuberculose par inoculation, s'évertue à cette heure à prouver l'inverse.

Il est néanmoins de mon devoir de reproduire ce qu'il a écrit à ce sujet :

« La phthisie pulmonaire, assure-t-il, et les maladies tuberculeuses en général causent une mortalité effroyable dans l'espèce humaine, et c'est ce qui explique le nombre infini des travaux publiés sur ce sujet.

» Depuis quelque temps, dit-il, je me livre, moi aussi, à l'étude suivie de cette affection, c'est pourquoi je transmets à la publicité les faits suivants :

» **Première série d'expériences.** — Le six mars, nous prenons deux jeunes lapins, âgés d'environ trois semaines, tétant encore leur mère et vivant avec elle dans une cage élevée au-dessus du sol et convenablement abritée. A l'un de ces lapins nous insinuons, dans une petite plaie sous-cutanée, pratiquée derrière une oreille, deux petits fragments de tubercule et un peu de liquide puriforme d'une caverne pris sur le poumon et l'intestin d'un homme phthisique, mort depuis trente-trois heures.

» Le 30 mars et le 4 avril nous répétons l'inoculation d'une parcelle de tubercule. — A chaque inoculation il se produit quelques phénomènes locaux.

» Le 20 juin, nous sacrifions les deux lapins. Nous constatons chez celui qui a été inoculé les lésions suivantes : semis tuberculeux le long de la grande courbure de l'estomac ; quelques tubercules dans l'intestin grêle et dans les deux substances du rein ; les poumons sont pleins de grosses masses tuberculeuses, formées par l'agglomération de plusieurs granulations.

» Le lapin frère, qui a partagé avec ce dernier toutes les conditions de l'existence, *ne présente absolument aucun tubercule.*

» **Deuxième série d'expériences.** — Le 13 juillet, nous inoculons trois beaux lapins bien portants, vivant au grand air, dans un petit enclos où se trouvait un refuge couvert, et jouissant d'une nourriture abondante et variée (pain, son, fourrage).

» Le 22 du même mois, nous répétons l'opération sur chacun d'eux et nous inoculons en même temps et pour la première fois un quatrième lapin de même provenance que les précédents et vivant avec eux.

» Les 15, 16, 18 et 19 septembre, nous les sacrifions tous les quatre, les uns après les autres.

» *Voici le résumé des autopsies :*

» N° 1. — Tubercules pulmonaires abondants, faisant saillie à la surface des poumons, disposés en plaques de la grosseur d'une lentille. On remarque aussi quelques granulations miliaires.

» N° 2. — Tubercules pulmonaires à peu près comme chez le n° 1.

» N° 3. — Tubercules pulmonaires comme chez les précédents; tubercules blanc-jaunâtres dans l'appendice *ileo-cœcal.*

» N° 4. — (Ce lapin n'a été inoculé qu'une seule fois, le 22 juillet.) Tubercules pulmonaires, siégeant surtout dans le poumon gauche, de la grosseur d'un pois, et faisant saillie à la surface du poumon. On trouve aussi un assez grand nombre de granulations, entourées d'une auréole congestive rougeâtre; quelques tubercules dans l'enveloppe péritonéale du foie ; trois tubercules dans la portion supérieure de l'intestin grêle. Pendant que les lapins étaient en expérience, deux autres lapins, vivant dans les mêmes conditions que les inoculés, mis à mort pour d'autres usages physiologiques, n'ont offert aucune trace de tuberculisation.

» Un troisième lapin ayant aussi toujours vécu avec eux et subi des causes particulières d'épuisement, est sacrifié le 21 novembre seulement, sans présenter le moindre tubercule. On lui avait pratiqué la section du nerf sciatique la 24 juillet ; une longue suppuration, une tumeur blanche de l'articulation tibio-tarsienne avec carie du calcaneum, provoquées et entretenues par l'insensibilité du membre paralysé, l'avaient réduit pendant fort longtemps à un degré de maigreur extrême.

» **Troisième série d'expériences.** — Le 1 octobre, nous nous procurons trois paires de jeunes lapins, âgés d'environ trois mois ; les deux lapins de chaque paire sont frères de la même portée. Chaque paire est d'une source maternelle différente. Nous inoculons un lapin de chacune d'elles, et les deux lapins frères, dont l'un est inoculé tandis que l'autre ne l'est pas, sont mis ensemble dans une même cage. Tous habitent du reste un réduit commun, divisé en trois compartiments. — Les mêmes jours, et dans les mêmes conditions, nous inoculons un quatrième lapin adulte, de grande taille et excessivement vigoureux.

Paire n° 1. — Le 23 novembre, le lapin inoculé est trouvé mort. A l'autopsie nous constatons les lésions suivantes :

Congestion pulmonaire à la partie supérieure des deux poumons ; très-petites granulations grisâtres au milieu du tissu congestionné, situées principalement sous la plèvre ; reins contenant dans la substance corticale une grande quantité de kystes remplis d'un liquide transparent.

Le lapin frère, immédiatement sacrifié, ne présente aucune lésion organique.

» *Paire n° 2.* — (22 novembre.) Le lapin inoculé offre une très-grande quantité de granulations miliaires, siégeant principalement au-dessous de la plèvre; deux agglomérats de granulations formant des nodosités de la grosseur d'un petit poids.

Le lapin frère est entièrement exempt de tubercules.

» *Paire n° 3.* — (29 novembre.) Le lapin inoculé présente dans les deux poumons des marbrures au milieu desquelles on constate de toutes petites granulations grises au nombre de deux ou trois dans chaque tache; elles siégent sur la plèvre.

Le lapin frère est exempt de toute lésion pulmonaire ou autres.

» *Paire n° 4.* — (Gros lapin isolé, nourri et logé comme les précédents). Toute la surface des deux poumons est criblée de granulations sous-pleurales; les plus petites sont entourées d'une auréole congestive; deux ou trois tubercules de la grosseur d'un petit pois, saillants à la surface; le parenchyme est aussi semé de granulations; la surface de la rate en est également couverte; on y remarque en outre trois ou quatre tubercules étalés, aplatis.

» Avec un bistouri à lame étroite, nous faisons une petite ponction sous-cutanée vers la base de l'oreille; nous insinuons dans la plaie un petit fragment de matière tuberculeuse, après l'avoir un peu désagrégée en la triturant avec la pointe de l'instrument, tel est notre mode d'opération.

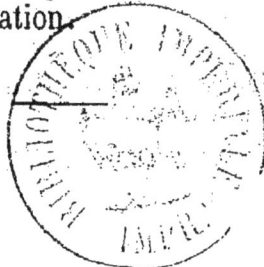

TUBERCULISATION PULMONAIRE

DANS SES RAPPORTS

AVEC LES AFFECTIONS DES ORGANES

PNEUMO-GASTRIQUES

(2ᵉ OPUSCULE)

Après des années de recherches dans ma pratique
médicale, pour arriver, s'il est possible, non pas
à guérir les phthisiques, telle n'est pas ma préten-
tion, mais uniquement à soulager leurs maux et à
prolonger leur existence, je viens encore disserter
sur la tuberculisation pulmonaire dans ses rapports
avec les organes pneumo-gastriques.

Je veux tâcher de prouver que la tuberculose est non
consécutive des différentes maladies, principalement des
maladies phlegmasiques des organes ou parties d'organes
qui concourent à la composition des appareils pulmo-

naire et gastrique malgré idées contraires d'auteurs que j'ai cités dans mon premier opuscule déposé dans la bibliothèque de l'Académie de médecine de Paris.

On affirme qu'il n'y a rien de moins soutenable que ma proposition.

A mon tour je dis :

Non, je n'accorde pas que la tuberculisation des poumons puisse être provoquée, *produite* par la faiblesse de l'organisme, et notamment par l'anémie, qui est une cause ou une condition *(désignée sous le nom de phthisie)*;

Je ne peux pas comprendre qu'elle soit occasionnée par des affections aiguës ou chroniques des organes respiratoire et gastrique ;

SUREXCITÉE, OUI !...

Car, ce qui est tubercule inné ne saurait être tubercule accidentel et consécutif des affections aiguës ou chroniques des organes respiratoire et gastrique ; car les vrais phthisiques, d'après tous nos grands penseurs, ne proviennent que de père ou de mère phthisique.

Parfois, cette congénialité ne se manifeste qu'après une, deux générations ; et quelques résultats que donnent la percussion, l'auscultation et l'autopsie, pour établir la phthisie, je soutiens que chez des personnes qui ne sont pas mortes phthisiques innées, l'autopsie, la percussion et l'auscultation peuvent induire en erreur et laisser surtout beaucoup de choses en litige;

Et, c'est alors, à son dernier début, qu'il ne faut pas oublier cette dite congénialité pour soigner même en très-bas âge les enfants de ces malades morts de phthisie innée, comme je l'ai fait avec grands résultats chez les très-jeunes fils de nos chaufourniers.

Le moindre ulcère trouvé dans un poumon est presque toujours considéré comme caverne tuberculeuse !...

Pourquoi caverne tuberculeuse, sans recherche de congénialité ? Lorsque le tubercule primitif manque, tout est caverne et pus sans tubercule ?...

Cependant, ainsi parlent les autopsies de ces dites cavernes sans trace de tubercules !... Donc, contre ce, tout franc médecin doit protester hautement.

— Cette question de savoir si les tubercules sont ou ne sont pas consécutifs des affections phlegmasiques des organes pulmonaire et gastrique, a été vivement débattue :

Broussais mettait en avant le rhume négligé et disait que la tuberculisation se montre comme le résultat des phlegmasies du thorax.

Broussais a dit encore :

Les tubercules sont le résultat d'une irritation organique qui est produite par une cause commune à toutes les affections irritatives : dans le poumon, par exemple, cette irritation est provoquée par le froid et par tout ce qui peut augmenter l'action organique de ce viscère. — L'irritation pulmonaire ne commence point à produire des tubercules sans avoir affecté des tissus plus vivants que celui où ils se développent : mais, oui, après cette irritation, les tubercules, de latents et très inappréciables, deviennent alors appréciables par hypertrophie produite en eux par continuité d'inflammation, qui, en les hypertrophiant, les fait passer à l'état de suppuration.

Mais, enfin, cette même irritation ne produit jamais tubercules chez les malades qui n'ont pas tubercules en germe, car, enfin, *presque tous nous sommes sujets à cette irritation,* peut-être dix fois par an, et *nous ne mourons pas phthisiques, si déjà nous ne le sommes de naissance!*

Oui, Broussais, dans ces derniers cas, a pu guérir par saignées un grand nombre de malades, tandis que par ces mêmes moyens il a fait mourir *plus tôt* les phthisiques en germe par faiblesse.

Laënnec, Bayle, Louis, envisageaient au contraire le développement des tubercules comme primitif, spontané et tout-à-fait indépendant des affections phlegmasiques des organes respiratoires.

Et, pour moi, toujours le vrai tubercule est congénital et né débilitant par phthisie. Evertuons-nous donc à pallier cette congénialité, cette faiblesse, par tout ce qui tonifie le corps, tout ce qui crétise, atrophie, fait par fois expectorer ou mieux résorber le tubercule.

Oui, par la médication du soufre, les phthisiques crachent beaucoup et facilement, *mais par trop abondamment :* ils s'éteignent plus promptement que si on leur avait administré des substances atrophiant, crétisant et nourrissant beaucoup et puis, aphthes et muguet ne se manifestent que très-tard, lorsque les malades sont bien nourris, surtout dès leur bas-âge.

N.-B.— Ne les nourrissons pas aussi bien que les Anglais et les Américains nourrissent leurs boxeurs, qui après s'être aveuglés et annihilés, entendent pour unique consolation. — L'anglais a eu ses membres brisés par le barnum qui est aveugle — 25 hourrahs pour les vainqueurs!

L'observation pure est la seule base qui peut établir le développement du tubercule primitif, inné; c'est pourquoi, quand on observe simplement le développement et la marche des tubercules dans leurs rapports avec l'explosion et la marche des tubercules dans leurs rapports avec l'explosion et la marche des lésions phlegmasiques des appareils pulmonaire et laryngien, on constate que les symptômes de tuberculisation innée apparaissent souvent après les symptômes d'une affection inflammatoire des poumons.

Observations

Mme X... arrive à Bagnères moribonde et dans l'ultime degré du marasme, après avoir consulté à Montpellier M. le professeur Fischter, qui lui avait prescrit des boulettes de viande hachée, tamisée et sucrée.

Mais, tout était chez elle aphthes dans la bouche et dans l'arrière gorge, et une telle alimentation ne pouvait arriver jusqu'à l'estomac ; c'est pourquoi je dus chercher d'autres toniques alimentaires, liquides ou semi-liquides, sachant que les aphthes se produisent par le fait d'une diète excessive, car un individu n'ayant rien à pouvoir manger se dévore comme l'ours le fait, en léchant ses membres dans les repaires d'où il ne peut parfois sortir pendant l'hiver *(Buffon)*.

Cette dame, issue de père et de mère morts pthisiques, ayant contracté une pleurésie à Alger suivie d'une explosion de tubercules pulmonaires, fut nourrie par l'eau ferrugineuse et calcaire de Salies et par du sang de volatiles coulant chaud, que l'on dissimulait par mille ingrédients et tromperies.

Les aphthes disparaissaient à mesure que madame se nourrissait ainsi, et les cavernes sous-claviculaires diminuaient d'étendue.

Mais comme la vie doit finir plus ou moins vite, surtout après une pthisie aussi avancée, madame, par dégoût d'une telle alimentation, ne voulut presque plus rien boire : — ses aphthes reparurent, ses cavernes augmentèrent d'étendue et elle mourut.

Réflexions — Par une diète excessive, la pthisie s'aggrave comme elle s'aggrave chez les tuberculeux qui cessent de boire. — Il faut donc s'évertuer à les nourrir grandement, surtout dès leur bas-âge, quand on est sûr qu'ils sont issus de père et de mère pthisiques. Voyez les pthisiques qui sont grandement adonnés à la boisson, s'ils cessent de boire, aussitôt la pthisie éclate avec aphthes innombrables dans tout l'appareil muqueux.

Les désordres produits par la diète sont localisés dans le tube digestif et décèlent une phlogose spéciale avec productions pseudo-membraneuses caractéristiques — les aphthes, le muguet sont le résultat, chez les pthisiques, du délabrement amené par la diète.

M. Robin a reconnu que le muguet, les aphthes, etc., sont des productions parasitaires dues à la présence d'un champignon particulier, *oïdium albicans*, et le délabrement du sujet sert de réceptacle au parasitaire végétal ou animal, où il se développe; c'est pourquoi les mousses et les lichens poussent sur l'écorce des vieux arbres.

Les aphthes apparaissent d'ordinaire presque à la fin du phthisique, pour hâter sa mort.

D'où proviennent ces aphthes?... Du manque d'alimentation, et les aphtes des maladies aiguës disparaissent parfois, et les sujets guérissent quand ils sont convenablement alimentés.

Vin léger, quelques gouttes d'eau-de-vie, eau de Salies en gargarisme, plusieurs cueillerées à café, de temps en temps; de sang coulant de viande à peine grillée, telle est l'alimentation que je prescris à mes pthisiques bien avant l'apparition aphtheuse.

Dans les cas rares où de tels malades ne peuvent rien avaler, j'y supplée par deux, trois demi-lavements de bouillon dans la journée, et même de sang liquide, en bien moindre quantité, d'une poule saignée *subitò*.

Oui, madame; même avec ses deux cavernes, aurait vécu plus longtemps si j'avais su et pu la nourrir comme je l'avais fait.

Mais, chez ce sujet, qu'a fait l'eau de Salies? Elle a, en tonifiant et nourrissant madame par son fer et sa chaux, arrêté les progrès des aphtes, et par cela même l'éclat de ses deux cavernes.

Mlle Z...., institutrice dans le Gers, n'ayant presque pas toussé, mais ayant fatigué beaucoup, se refroidit après un excès de travail : le soir, elle fut prise d'inflammation de la gorge, avec toux fréquente, voix enrouée, et presque aphonie.

Cette fille rentre à Bagnères, son lieu natal; elle y éprouve une grande lassitude et maigrit beaucoup; sa toux devient grasse, sa laryngite diminue; des quintes de toux provoquent nausées et vomissements, sueur la nuit et fièvre, à onze heures du soir, crachats striés de sang. — Bientôt apparaît une grande matité sous la clavicule droite, et six jours après, une expectoration de mucosités purulentes, et puis, longtemps après, une caverne dans ces points.

Mais le père, la mère, les frères et les sœurs de la malade sont morts phthisiques; mais avant de partir pour le Gers, une petite matité relative existait *sous la clavicule droite*.

Prescription

Vésicatoires *loco dolenti*, un verre d'eau de la source de Salies, à Bagnères-de-Bigorre; une pilule de cinq centigrammes de poudre de coquilles d'œufs calcinées, préparée avec assez de miel pour éviter le durcissement; une cuillerée d'huile de foie de morue avant dîner; quatre ou cinq petites cuillerées de jus de viande fraîche, saignante, mais de jus un peu chaud; quelques gouttes d'eau-de-vie dans de l'eau.

Ce traitement, après trente-deux jours, a rendu la caverne beaucoup moins étendue.

Guérira-t-elle?.....

Non! mais elle vivra longtemps encore.

Cette observation prouve qu'ici le tubercule est inné et ne dépend pas d'une laryngite.

Quand on observe, dit-on, purement et simplement le développement et la marche des tubercules dans leurs rapports avec l'explosion et la marche des lésions phlegmasiques de l'appareil laryngo-pulmonaire, on constate que le plus ordinairement les symptômes de la tuberculisation apparaissent après les symptômes d'une affection des organes respiratoires.

Avant cette explosion, a-t-on bien étudié la congénialité, a-t-on percuté et ausculté les poitrines?

Non! on ne s'est préoccupé très probablement que de la

laryngite, comme le prouve l'observation suivante *(Gazette des Hôpitaux.)* sur un cas de trachéite, que je discuterai après l'avoir rapporté :

. . . . . . Et, au sujet de ce traitement de la phthisie pulmonaire sans ambages de phthisie *rhumatismale, nerveuse,* etc., etc., mais franche phthisie, caractérisée par cavernes dans le poumon droit, et encore au sujet de la dyphtérite, par la chaux, (cinq centigrammes de phosphate de chaux, chaque jour; de l'eau de Salies, un à deux verres; de l'huile de foie de morue, une cuillerée à soupe; de la pepsine, 25 centigrammes; eau-de-vie, une cuillerée à café dans une cuillerée à soupe de sirop de gomme; du bouillon ou chair presque saignante, cinq à six cuillerées à soupe, vésicatoires, etc...) Je soumets ce traitement à de prudentes augmentations, diminution ou interruptions, car, d'après ce, je désire qu'on ne l'applique qu'avec la plus grande prudence et la plus grande modération, en se fondant sur l'état tonique, dérivatif ou crétisant qui arrive ultérieurement pour mener peut-être à bonne fin ledit traitement entrepris.

Avoir le temps de faire vivre un peu plus longtemps un phthisique, et encore dyphtérique par l'eau de Salies, est chose précieuse.

La durée de ce traitement doit être en raison des effets salutaires ou nuisibles produits, car une verrée d'eau de Salies, une pilule de cinq centigrammes de phosphate de chaux, etc., etc., ne profitant point au malade, augmentez ou réduisez la dose de ces médicaments pour le mieux, mais alors le phthisique doit appeler à lui toute sa résignation, et si malgré ce la phtisie marche, la cessation de mon traitement est une nécessité.

« **Trachéite.** — Une femme est mouillée par la pluie en allant faire des ménages : elle garde ses vêtements mouillés pendant toute la matinée; puis, le soir, elle est prise de tous les symptômes de la trachéite, tels que toux, sentiment de sécheresse et d'ardeur dans la trachée, et bientôt d'expectoration de matières purulentes. — Il n'y a aucun sentiment de dyspnée.

» Ces symptômes durent ainsi quatre mois. On observe une toux-intense qui provoque des nausées et des vomissements, un amaigrissement rapide, et la fièvre le soir, des sueurs la nuit.

» Ces symptômes vont toujours en augmentant : puis la malade entre à l'hôpital, présentant tous les signes physiques et rationnels de la phthisie, qui l'emporta au bout de quelques semaines. »

..... *Bientôt expectoration de matières purulentes.* — Mais ce *bientôt* signifie que déjà le *pus* était formé avant l'apparition de la trachéite : d'où venait-il ? Sans nul doute de petits tubercules pulmonaires ou trachéïques passés à l'état de pus avant cette irritation de la trachée et qui ont alors fait explosion.

Mais *cette mort survenue au bout de quelques semaines* n'éclaire en rien, quand on ignore si, avant cette trachéite cette femme a été percutée et auscultée, quand on ignore surtout sa congénialité, car la phthisie existait nécessairement chez elle avant la fusion de ses tubercules par suite de trachéïtes.

Observation Probante

La fille V..., de Bagnères, éprouve du froid humide, tousse, crache du sang et des matières muco-purulentes, avec craquements humides sous la clavicule droite ; mais avant ce froid, une petite matité existait sous cette même clavicule, et cette fille paraissait se bien porter. — Le froid a donc, dans ce cas, fait passer ses tubercules à l'état de fonte, c'est pourquoi elle a craché du pus après sa trachéite.

Quelques jours après, une petite caverne se manifeste sous la clavicule droite. — Je la traite par vésicatoires volants, etc., etc., et depuis douze mois cette fille vit et sa caverne reste à peu près inappréciable.

Qu'a-t-on prescrit à cette malade, phthisique avant le début de la trachéïte? — Je l'ai dit.

Vivra-t-elle longtemps?... — Oui, car sa caverne se rétrécit chaque jour, et puis, elle se trouve bien lorsqu'elle reste immobile et calme dans une chambre où la poudre de chaux est abondamment répandue et légèrement remuée.

Mais, chose triste à dire, la moindre imprudence peut produire chez elle la suppuration des quelques tubercules subsistants qui donnent encore matité sous la clavicule droite, avec craquements humides au pourtour, *et alors la phthisie deviendra galopante,* car depuis long jours ces tubercules sont préparés à passer à l'état de pus.

———

Fin d'une Observation consignée dans mon Opuscule

sur le traitement de la phthisie pulmonaire.

La pauvre femme Cl... se trouve si bien en février 1865, qu'elle coupe court à toute bonne hygiène, aux vésicatoires, à la boisson de l'eau de Salies, aux pilules de phosphate de chaux, à tous les soins qu'exigeait son poumon gauche, dont le sommet était mât et offrait une si petite respiration, qu'elle était impossible à constater.

Elle se découvre, veut boire du vin fort, tricoter, courir et manger comme avant d'être malade.

Au mois de mai suivant, se déclarent des accès d'une toux fréquente, des crachats très-petits, muco-purulents, striés de sang, des râles humides. etc., etc.

La malade meurt, le 5 juin 1865, de phthisie galopante caractérisée par une caverne sous-claviculaire de la grandeur d'une pomme *Reinette*, avec rebords crétacés, caverne avec muco-pus.

Peut-être, prévenu à temps, aurais-je pu encore prolonger ses jours !.....

Toujours est-il qu'elle aura vécu plus longtemps que la malade traitée dans un hôpital de Paris par le professeur Beau.

Ce prolongement de vie n'est-il pas la conséquence de notre traitement, différent probablement de celui du docteur Beau, quoiqu'il nous laisse ignorer le sien.

Observation

« Un entrepreneur, dit M. le professeur Beau, quitte Paris pendant un jour pour affaires dans la banlieue. C'est au commencement du printemps, et, comme il fait un beau soleil, il croit pouvoir se passer de son paletot, qu'il laisse à la maison.

Mais à peine est-il parti que le ciel se couvre de nuages et qu'il se trouve exposé à un froid assez vif pendant toute la journée ;

Il rentre chez lui mal à l'aise, et il est pris, au milieu de son sommeil, d'une toux assez fréquente ; — il éprouve en même temps un sentiment de dyspnée.

Le lendemain, la toux ne fait qu'augmenter ; il y a expectoration de matières pituiteuses et on perçoit des râles vibrants dans toute la poitrine.

Les symptômes précédents éprouvent de temps en temps des exacerbations et des rémissions.

Cinq mois environ après le début de cette bronchite, le malade maigrit beaucoup, et, tout-à-coup, ses forces l'abandonnent, sa toux devient violente, accompagnée de nausées et de vomissements. — Il y a quelques crachats sanguins.

Aux râles vibrants de la bronchite s'ajoutent bientôt des râles bullaires (craquements humides) dans les dépressions sus-épineuses ; puis, la constipation va toujours en augmentant et le malade succombe dans les symptômes ultimes de la tuberculisation.

RÉFLEXIONS ET COMPARAISONS. — Sans nul doute, ici la bronchite a surexcité les tubercules latents, innés, des poumons et les a fait passer à l'état de fonte.

Dans un cas à peu près semblable, Mlle V... est prise de toux fatigante par suite d'une promenade à Gripp (Hautes-Pyrénées), puis de dyspnée, et plus tard d'expectoration de matières jaunâtres.

Comme je savais cette demoiselle issue de père et mère morts phthisiques, je m'occupai spécialement de soigner sa matité sous-claviculaire gauche, ses craquements humides par des vésicatoires sur le point malade, par l'eau de Salies, bue aussi chaude que possible, et par de nombreuses cuillerées de jus de viande saignante.

L'eau de Salies fit, par son calorique latent, justice de la bronchite et de l'expectoration, — le jus de viande réconforta la malade.

Huit jours après je complétai mon traitement par une pilule, chaque jour, de cinq centigrammes de poudre de coquilles d'œufs calcinées, par une cuillerée d'huile de foie de morue ;

Je prescrivis en outre une immobilité rigoureuse et le silence, le tout sans discontinuer l'usage de l'eau de Salies, du jus de viande, de la poudre de chaux légèrement agitée dans sa chambre, avec renouvellement d'air.

Il faut noter que ce jus de viande inspire tant de dégoût surtout aux phthisiques, si faciles à dégoûter, qu'il importe de leur donner le change en y mêlant autre chose ; — cependant on assure que les boxeurs anglais mangent de la chair crue.

Cette pratique la guérira-t-elle de la phthisie, ou enrayera-t-elle cette affection ? — Je l'ignore.

Aujourd'hui, 14 juin 1865, six mois après sa bronchite, cette demoiselle offre une matité très circonscrite sous la clavicule gauche, avec respiration très sensible dans les bronches inférieures, — pas d'aphtes.

Je le répète ici, la moindre imprudence peut produire chez elle une laryngite, une bronchite, et par suite la fonte des tubercules innés, s'ils ne sont bien atrophiés, bien crétisés ou expulsés, naturellement ou par des doses infimes d'émétique.

Aussi insisterai-je longtemps encore sur l'emploi des vésicatoires, des pilules phosphato-calcaires et de l'eau de Salies, qui doivent, je le sais, maigrir ma malade, comme la poudre de chaux a maigri mes chaufourniers de Baudéan en rendant leurs fibres plus serrées.

Ainsi se groupent et se succèdent les symptômes de la bronchite par tubercules innés :

1o Petite explosion des symptômes ordinaires de la phthisie produisant bronchite surexcitée par le froid et par la fatigue de la voix ;

2o Grande explosion de bronchite arrivant par refroidissement ou voix fatiguée ;

3o Cessation par fois de bronchite avec très-grande explosion de tubercules pulmonaires.

Toujours est-il que l'effort capital du traitement doit être dirigé vers la cause principale, la *tuberculose*, car sans tuberculose, la bronchite ne produit pas de tuberculose innée, et la bronchite reste bronchite.

Il en est ainsi de la genèse du cancer franc.

QUELQUES MOTS

sur la Genèse de la Phthisie

L'ovule, jusqu'au moment de la fécondation, est une simple cellule, un produit; mais après le contact du sperme, il devient le foyer de développement du nouvel être, formé de tout ce qui dépend de père et mère, principalement des principes de la phthisie s'ils sont phthisiques, du cancer, s'ils sont affectés du cancer.

Pourra-t-on jamais dans cette cellule, dans ce produit, découvrir le germe des tubercules pulmonaires, le germe du cancer?... Non, malgré les expériences de M. Robin sur la cellule franchement cancéreuse.

La fécondation dans ce cas marque donc le début des phénomènes de génération d'éléments nouveaux de phthisie, qui commencent là pour ne se terminer qu'à la mort de l'individu.

Supposons donc l'œuf fécondé et voyons ce qui s'y passe :

La déformation et la giration du vitellus, la production par gemmation des globes polaires, enfin la liquéfaction du vitellus, tels sont les premiers phénomènes observés. Alors, au milieu de cette masse liquéfiée, apparaît un noyau destiné, avec le liquide qui l'entoure, à devenir le point de départ de la segmentation du jaune.

Le vitellus représente donc, pour le noyau, un blastème générateur, et sa formation spontanée représente le type le mieux accusé et le plus facile à observer de la génération dite pur-genèse ou aux dépens d'un blastème.

L'ovule donne la clef des phénomènes de génération des éléments anatomiques, de morbisme.

Un des modes de cette génération, la genèse, prime de beaucoup les autres par la part énorme qu'elle a dans la formation des tissus embryonnaires portant ou non germe de cancer, de phthisie, et d'autres maladies congénitales.

C'est par genèse et après liquéfaction des cellules embryonnaires que naissent les éléments des organes totaux, quelle que doive être plus tard leur forme particulière.

La genèse préside aussi bien aux productions morbides (tubercules) qu'aux productions physiologiques, d'où la nécessité de connaître le mode des dernières pour étudier l'apparition et suivre l'évolution des premières, sans pour cela négliger l'étude des néoplasies morbides qui, elle aussi est très-féconde en applications physiologiques.

La segmentation du jaune implique la ressemblance des nouveaux éléments avec l'élément générateur, ce qui constitue en eux une sorte d'hérédité directe, tandis que les cellules nées par genèse ont en elles une sorte d'innéité qui leur permet de s'écarter davantage des conditions de milieu et de qualités chimiques présentées par le blastème générateur.

Dans ce dernier mode (genèse), les éléments diffèrent en qualité et en quantité du blastème producteur, tandis que dans le premier cas ils partagent la quantité et la qualité de l'élément générateur, principe de phthisie, s'il y est par congénialité.

Le blastème primordial possède primitivement, par sa composition chimique ou autre, une aptitude spéciale à engendrer tel tissu, tel tubercule de préférence à un autre, parce que tissu et tubercule sont innés en lui.

C'est là le point culminant de la doctrine de M. Robin, abstraction faite peut-être de mes superfétations au sujet du tubercule pulmonaire inné.

Les symptômes qui annoncent le développement des tubercules sont :

L'amaigrissement rapide, la perte des forces, les sueurs nocturnes, la fièvre vespérale, le crachement de sang et la nausée ou le vomissement de sang provoqué par la toux.

Mais cette toux qui provoque des secousses autour des tubercules laryngés ou pulmonaires peut être calmée et l'est souvent par le repos de la voix et surtout par l'eau de Salies avec son calorique latent très-élevé, buc à son point d'émergence, et légèrement coupée avec du sirop diacode.

L'envie de vomir cesse chez nos malades après cette boisson, comme elle cesse chez les gens pris de vin qui vont s'abreuver à la fontaine de Salies.

L'eau de Salies présente donc deux avantages considérables :

1o Presque cessation de la toux chez les bronchisés ;

2o Effet de tonicité dans l'estomac par le fer qu'elle contient au point d'arrêter les vomissements, même chez les personnes ivres et ne digérant point.

Est-il utile d'arrêter, par le moyen de cette eau, les vomissements chez ceux qui ont trop bu ?...— Je l'ignore. Toutefois, par une pratique invariable jusqu'à ce jour, nos montagnards continuent pour se dégriser et pour combattre leurs vomissements à boire de cette eau de Salies.(1)

Les propriétés de cette eau sont singulières : elle est d'une température thermométrique de 51o R.; elle chauffe et tonifie l'intérieur sans brûler les tissus. — Une autre eau d'une température inférieure brûlerait sans réchauffer l'organisme.

Les buveurs par suite d'ivresse et d'indigestion se trouvent fort bien de cette eau, qui tonifie leurs organes et leur permet de recommencer leurs exercices gastronomiques.

« *Atque quidem hœc vomendi dispositio cum tussi conjuncta, mihi est certissima pathognomica tussis phthisiœ.*»

Puisque le célèbre Morton parle ainsi, pourquoi ne chercherait-on pas à combattre cette disposition à tousser

(1) Voir l'analyse de cette eau, par M. Filhol, dans mon premier *opuscule.*

et à vomir au moyen de cette précieuse eau de Salies, qui peut, par son excès de calorique latent ou par les autres ingrédients qu'elle contient, arrêter toux et vomissements ?.....

C'est une grande question que notre édilité bagnéraise voudra bien élucider avant de toucher à cette Fontaine dont l'usage gratuit et libre importe à la classe si nombreuse des *indigérés*, des *asthmatiques* et des *enrhumés*.

Après tout, qu'est-ce que la vie ? — Une maladie qui guérit par la mort : cela est surtout vrai chez les phthisiques. — Aussi m'évertuerai-je toujours, pauvres malades, non à vous guérir, mais à vous faire vivre quelques jours, quelques mois, quelques années peut-être de plus!..

Cette succession de symptômes tuberculeux et catharreux, dit-on, se constate nette et positive environ sept fois sur dix phthisiques après catarrhe.

Le rhume ou catarrhe, s'il s'ente sur tubercules, produira vite la mort si l'on ne soigne :

1° Tubercules ;

2° Rhume ou catarrhe.

Aussi, pour arriver à ces fins, dis-je à mes malades :

Vous enrhumez-vous souvent? — Vos père et mère, à quelle maladie ont-ils succombé ?, etc., etc. — Bientôt alors je reconnais qu'il y a un rapport de succession de rhume à tubercules si le père, ou plutôt la mère a succombé à la phthisie.

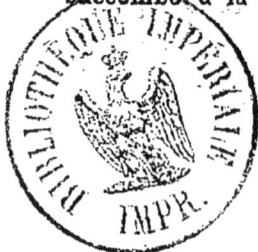

UN MOT

Sur mes Pilules de Phosphate de Chaux

—

Donner au sang les principaux éléments qui manquent aux phthisiques est sans contredit le seul moyen de le rendre apte à remplir son rôle éminemment réparateur, et c'est pour arriver à ce résultat que depuis quelques années je prescris aux phthisiques mes pilules de phosphate de chaux.

Rôle des Phosphates dans l'Organisme

TABLEAU du docteur SANDRAS *, indiquant la composition des liquides et des solides de l'organisme en phosphates, sur 1,000 grammes. (1)*

Email	Phosphates calcaire et magnésien	900,00
Tartre des dents	— alcalins provenant de la salive	790,00
Dents	— de chaux et de magnésie	653,00
Os	— de chaux et de magnésie	542,00
Nerfs	Phosphore, phosphates de potasse, de chaux et de magnésie	60,00
Sperme	Phosphate de chaux	30,00
Chair musculaire	Phosphates de soude, de chaux et de potasse	15,00
Fibrine et Albumine	— de potasse, de soude et de chaux	3,80
Sang	— de potasse, de soude, de chaux, de magnésie	3,30
Lait	— de chaux, de soude, de magnésie et de fer	2,23
Liquide cépalo-rachidien	— de chaux et de carbonate de soude	0,53
Suc pancréatique	— de soude, de chaux, de magnésie, et oxide de fer	0,09
Suc gastrique	— de chaux, de magnésie et de fer	0,15
Bile	Phosphate de soude et chlorure de sodium	2,50
Salive mixte	Phosphates alcalins	2,80
Suc intestinal	Phosphate de soude, chlorure de potassium et de sodium	14,50
Urine	Phosphates de soude, d'ammoniaque, de chaux et de magnésie	5,59

Matière fécale
Sueur
Mucus
Larmes
Eau de l'amnios
Chyle
Synovie
Tissu cellulaire
Aponévroses
Tendons
Cartilages
Cheveux

Les phosphates de potasse, de soude et de chaux ont été également trouvés dans les substances animales désignées ci-contre aussi bien que dans les graines alimentaires, comme le blé, le riz, etc., mais nous n'avons pas pu nous procurer les chiffres.

(1) Ces diverses substances renferment de 800 à 990 parties d'eau.

Observation

La famille V... quitte Bagnères pour habiter Bordeaux :
— Le père et la mère y meurent phthisiques; puis, c'est
le tour des deux fils, l'aîné et le deuxième ; quant au
troisième fils, après avoir navigué pendant cinq ans sans
avoir jamais toussé, mais offrant une petite respiration
sous la clavicule gauche, il rentre à Bordeaux et s'y
enrhume : — il vient me consulter à Bagnères — le
rhume diminue et mon ami vit assez bien portant pendant sept ans, jusqu'au moment où fatigué de mes pres-
criptions et surtout de vivre de la vie de la marmotte, il
ne veut plus rien prendre, jette ses couvertures, sa
flanelle aux orties, pour reprendre sa vie de jeune
homme. Cinq mois de ce régime insalubre reproduisent
la gêne de la respiration. Un fort rhume et un éclat de
caverne sous la clavicule gauche emportent bientôt le
malade.

Oui, une alimentation et des boissons désordonnées
ont activé la fonte de ses tubercules;
Oui, avec un rhume existant et tubercules avant rhume,
sa respiration a été entravée par des fatigues et des causes morales.

Certes, on doit reconnaître qu'il y a un grand danger
pour les phthisiques à contracter un rhume, comme
aussi il y a une grande indication thérapeutique à main-
tenir en bon état, par tous les moyens possibles, les
fonctions digestives chez ceux qui sont affectés d'une
lésion des organes respiratoires.
Pas de règle néanmoins sans exception, car chez plusieurs buveurs la phthisie ne se déclare franchement que
lorsqu'ils ne peuvent plus se griser.
Plusieurs phthisiques encore, avalent leurs crachats

dont ils se nourrissent. — Faisons donc que leur expectoration soit moins abondante, soit par une médication
dérivative, soit par une médication atrophiant ou crétisant
les tubercules cause de ces énormes crachats nummulaires, soit par conseils donnés pour ne pas les avaler.

Que de bonnes choses à ce sujet ne pourrait-on pas
dire aux personnes qui ne se mouchent, qui ne crachent
jamais, mais avalent tout ce qui est sécrété ou produit
par fluxion de poitrine et autres sécrétions ou exhalai-
sons des membranes muqueuses et de leurs glandules!...

La pneumonie et la pleurésie sont souvent des affections
consécutives de la phthisie par refroidissement et autres
causes ignorées, et surtout par la présence de tubercules
dans les poumons à l'état latent, qui passent bientôt à
l'état hypertrophique, gênent la respiration et produisent pneumonie et points de côté.

Dans la très-grande majorité des cas, l'hémoptysie
est un symptôme de tuberculisation pulmonaire, presque
toujours chez les hommes et assez rarement chez les
femmes si elles sont chloro-anémiques et non issues de
père et mère phthisiques. — Quoi qu'il en soit, dans ma
famille, trois mères sont mortes phthisiques, — leurs
maris ne l'étant pas : — elles ont donné le jour à trois
enfants, dont le plus âgé, à cette heure, a 50 ans et les
deux autres 38 et 29 ans; — ils jouissent tous d'une parfaite santé et ne présentent aucun symptôme de phthisie.
— Seront-ils plus tard phthisiques ? *That is the question.*

Observation

Une fille d'Aire (Landes) a été affectée d'hémoptysie;
son père et sa mère sont morts phthisiques; — elle est
mal réglée, sans présenter néanmoins cette chloro-anémie
inhérente à l'hystérie.

Je l'ausculte et trouve une petite matité relative, avec

craquements humides sous la clavicule gauche. — Je ne
perds pas mon temps à vouloir reproduire ses menstrues,
mais j'applique un vésicatoire sous sa clavicule gauche :
je lui prescris des pilules phosphato-calcaires, de l'huile
de foie de morue, de l'eau de Salies, du jus de viande, et,
vingt jours après ce traitement, l'hémoptysie, qui était
intermittente, cesse en entier et la matité diminue, et les
craquements humides cessent d'être perceptibles, sans
que les époques reparaissent.

Cette fille a 18 ans; — peut-être vivra-t-elle encore
assez longtemps.— Si elle vit, ce sera l'effet d'une grande
hygiène et de la médication prescrite, qui me semble lui
avoir été grandement utile jusqu'à cette heure, 16 novembre 1865.

Une autre fille, issue de parents sains, vomit du sang,
n'est plus menstruée depuis cinq mois : sa poitrine est en
bon état. — Je prescris deux sinapismes sur les seins
durant deux heures, si elle peut les supporter, une pilule
chaque jour de 5 centigrammes de lactate de fer, bains
de pied chaque soir, après digestion faite, eau ferrugineuse naturelle en dînant, demi-bain à 27° R., durant
demi-heure, à Salut.

Après trente-cinq jours de ce traitement, son hémoptysie cesse et ses mois reparaissent.

X..., plâtrier, 29 ans; pâleur des téguments, turges-
cence du tissu cellulaire, pouls à peine sensible, petites
lignes blanchâtres affaissées le long de la face et du cou,
vaisseaux vides, cœur et carotides donnant bruit de
souffle, muguet, gastralgie suivie de vomissements, point

de côté sur la partie antérieure droite du thorax, violente hémoptysie, toux quinteuse assez fatigante.

Ce plâtrier mange peu et boit beaucoup ; il appartient à une famille qui laisse beaucoup à désirer sur l'organe respiratoire : son poumon droit offre depuis longtemps une matité assez étendue sous la clavicule droite, avec petite respiration sur son pourtour. Il salive à chaque instant. Pas de râles compromettants. Sueurs le matin.

Prescription

Vésicatoires volants camphrés, fréquemment renouvelés, sur son point de côté et sous sa clavicule droite ; eau de Salies en gargarismes et en boisson ; sinapismes sur les extrémités inférieures ; une cuillerée à soupe d'huile de foie de morue matin et soir ; jus de viande et sang *ut suprà.*

Après douze heures, l'hémorragie pulmonaire et les vomissements cessent complètement, et après trente jours de ce traitement son point de côté a complètement disparu, sa matité est à peine appréciable, sa salivation a diminué, presque pas de toux, pas de muguet.

Non, chez ce malade je n'ai point observé de craquements humides ; mais, toujours est-il qu'à cette heure il travaille avec assez d'ardeur et continue trop à boire sans presque manger.

Est-il phthisique ?... Je n'ose l'affirmer...

Vivra-t-il longtemps ?... Non, car il mourra d'anémie s'il boit sans bonnement manger, et son affection pulmonaire reverdira.

Quoi qu'il en soit, jusqu'à ce jour, ce cas peut être un cas d'anémie et de phthisie enrayé par le fer et la chaux que contient l'eau de Salies, fer et chaux ayant fait justice d'une forte hémorragie pulmonaire.

Aujourd'hui, chez notre malade, la guérison me semble apparente. La santé est revenue, le sang a repris en partie sa richesse.

Mais que faire contre sa monomanie vineuse ?

Observation

B..., 19 ans ; constitution faible, délicate, très-grand, très-maigre, os gros et saillants dans leurs articulations, tempérament lymphatique, est issu de père phthisique et de mère toujours maladive par rhumes fréquents : il mange beaucoup de viande à peine cuite et néanmoins il est d'une grande faiblesse ; il a des palpitations et des faiblesses d'estomac ; il est hémorroïdaire et rend dans ses selles beaucoup de sang très-pâle : son pouls est faible et intermittent. Le matin, toux quinteuse et sèche, petite matité sous la clavicule gauche. Le cœur ne me paraît pas à l'état normal, tant il est hypertrophié, — le poumon gauche, qui est sans matité dans son milieu, semble pénétrer dans les espaces inter-costaux.

Prescription

Une cuillerée de sirop de digitale le soir, après digestion faite, dans demi-verre d'eau tiède ; vésicatoires camphrés sous la clavicule gauche, tous les cinq ou six jours ;

eau de Salies en petite quantité pour éviter l'excitation
du cœur ; une pilule de cinq centigrammes de chlorure
de chaux demi-consolidée avec du miel ; jus de viande ;
une cuillerée à café de sang de volaille chaud qu'on
peut se procurer à toute heure ; un quart de lavement
d'eau tiède avec 20 à 30 gouttes de chlorure de chaux
liquide.

Soixante-dix-sept jours de ce traitement, avec quelques
courtes intermittences, ont rendu ce malade si bien que,
si ce n'était son assez forte constipation, on le croirait
guéri.

N. B. — J'ai dû, par temps, prescrire lavements avec suppression
de pilules de chlorure de chaux pour que ses selles fussent moins dures.

Son poumon gauche ne paraît pas avoir le même
volume, tant la poitrine de ce côté s'est affaissée. — Sa
matité sous-claviculaire a bonnement disparu ; mais, *il
tousse très-peu*, mais *ses crachats sont très-petits et très-
difficiles à expectorer, mais il respire avec petite difficulté.*
— Plus de sueur cependant la nuit ; teint coloré ; pouls
régulier ; battements du cœur normaux.

Est-il guéri ?...

Non ! mais en continuant ce qui lui a été prescrit, il y
a grand espoir chez lui de guérison.

Ai-je bien fait d'atrophier ses veines hémorroïdaires ?...

Oui, hour combattre son anémie.

Néanmoins, si son poumon venait à *se distendre*, je
n'hésiterais pas à les reproduire par aloès et autres médicaments, pourvu que son anémie ne revînt pas.

Réflexions. — Cette hémorragie est un phénomène
morbide dont la cause est dans l'organisme plus ou moins
altéré et gisant, dans ce *cas*, dans les veines du pourtour
de l'*anus*, grandement hypertrophiées par faiblesse : en
effet, qu'a-t-il fallu pour les atrophier ?... Des toniques et
surtout du chlorure de chaux liquide en lavements.

Ces deux dernières observations sont dignes d'être méditées en ce qu'elles établissent que l'hémorragie peut être une conséquence de l'anémie, car, il n'existe pas d'hémorragies essentielles : toutes dépendent d'une affection des solides ou des liquides de l'économie; et si nos recherches ne trouvent pas une cause à un mal, devons-nous dire que cette cause n'existe pas?...

Oui, hémorragies actives et passives existent indiquant deux groupes d'affections caractérisées :

Les premières, par l'état de pléthore avec augmentation des globules du sang, déterminant souvent inflammation ;

Les deuxièmes, déterminant l'état de faiblesse avec diminution du sérum.

Qui ignore que les hémorragies passives sont les symptômes d'une anémie, d'une altération du sang et du relâchement des vaisseaux et des tissus du corps?

On parle enfin de certaines poussières produisant la phthisie...

Produire la phthisie chez des individus non phthisiques de naissance me paraît chose impossible.

La faire éclater?..., — Oui !

Et, à ce sujet, je rappellerai mes nombreuses observations recueillies dans la *Gazette des Hôpitaux* de Paris, au sujet de la poussière des fours à chaux de Beaudéan, poussière qui a maigri nos chaufourniers phthisiques en atrophiant en même temps leurs tubercules pulmonaires.

Observation

Pour prolonger la vie des phthisiques, tout doit être noté, car plus tard un médecin plus osé et plus instruit que je ne le suis pourra tenter hardiment ce que peut-être le hasard m'a offert.

Il y a dix-sept ans, lorsque la phthisie était soignée par le lait d'ânesse, l'eau sulfureuse, les fumigations de résine de pin, et surtout par les cautères sous les clavicules, Lignat, de Banios (Hautes-Pyrénées), se présente à moi avec une grande caverne sous la clavicule droite. — De nombreux cautères furent appliqués sous la clavicule de ce côté et la première côte. Un dernier cautère, appliqué sur un point un peu saillant de cette région, produisit déchirure des tissus sur lesquels il reposait, avec bulles d'air, sorties de pus et de mucosités nummulaires se faisant jour difficilement.—Sans nul doute, dans ce cas, l'adhérence de la plèvre avait lieu autour du foyer purulent et autour d'une partie du thorax droit. — Ce malade cessa de cracher par la bouche ; il expectorait par sa fistule pulmonaire, sa poitrine reposant sur un lit presque horizontal ; sa fièvre étique cessa ; sa respiration augmenta grandement dans le poumon gauche très sain, et il put en partie reprendre son travail de charpentier pendant onze mois.

Vers le douzième mois, sa fistule pulmonaire, qui était recouverte par de la ouate, se ferme et il meurt presque coup sur coup, étouffé, sans qu'on ait le temps de m'appeler.

Vingt-quatre heures après, comme on le mettait dans la bière, un énorme flot de pus sortit par sa fistule, qui était à peine cicatrisée.

Que dit cette observation ?... — Elle dit : que par suite de fistule mon malade a vécu pendant douze mois ; elle dit qu'il aurait pu vivre davantage, si l'on avait pu l'ouvrir ; elle dit enfin que dans des cas semblables, lorsque mort est imminente par suffocation, par pus pneumonique, si mucosités existaient, par les mêmes moyens ci-dessus employés on pourrait encore prolonger les jours de certains malades, *phthisiques seulement* d'un seul poumon.

Je n'ignore point, néanmoins, qu'on peut me dire que ce que j'ai pris pour caverne pulmonaire pouvait n'être qu'un simple abcès du poumon droit.

Et voici ce que dit enfin un médecin très-désireux d'alimenter nos très-intéressants phthisiques, M. le docteur Champolion :

« J'ai eu bien des fois sous les yeux le spectacle offert

par des sujets tuberculeux depuis longtemps aux prises
avec leur maladie, la maintenant immobile ou la forçant
même de rétrograder, grâces à un fond d'énergie vitale
qui soutenait chez eux la possibilité de l'alimentation.
Je ne citerai qu'un seul exemple de ces luttes opiniâtres :
je le crois intéressant dans plusieurs de ses parties.

» M. G..., qui atteint sa quarante-deuxième année, est
né d'une mère phthisique : quatre sœurs plus jeunes que
lui ont succombé à la tuberculose pulmonaire. A l'âge de
dix-neuf ans, M. G..., qui se faisait déjà remarquer par
une stature et une constitution vraiment colossales, eut
une première hémoptysie, qui fut attribuée à une contu-
sion du thorax frappé par un brancard de voiture.

» Sept ans plus tard, de nouveaux crachements de sang
survinrent pendant une partie de chasse, mais cette fois
sans cause équivoque. L'auscultation du malade permit, en
effet, de reconnaître plusieurs groupes de tubercules
espacés dans le lobe supérieur du poumon gauche. Cette
première poussée aboutit rapidement à la formation d'une
caverne de médiocre ampleur. Depuis lors, c'est-à-dire
depuis seize ans, M. G... vit dans les conditions suivantes :
au printemps, évolution, ramollissement et évacuation
avec ou sans hémoptysie, d'un certain nombre de tubercules invariablement fournis par le poumon gauche ; en
été, rémission notable dans les phénomènes d'irritation
pulmonaire, vaste éruption de taches hépatiques ; l'au-
tomne ramène à sa suite la diarrhée, les sueurs nocturnes, des sécrétions bronchiques excessivement abondantes
et des douleurs articulaires souvent fort vives ; avec
l'hiver reviennent la toux sèche, à peu près continue, les
accès de fièvre hectique, des palpitations et une dyspnée
qu'augmente le léger effort de locomotion.

» Le testicule droit, devenu tuberculeux depuis un an
environ, est parfois le siége de souffrances intolérables.

» Ces troubles généraux, accidentels ou périodiques,
sont traversés, mais sans arrêt dans leur marche, par une
complication fort singulière. Chaque mois se partage, pour
M. G..., en trois phases d'une durée à peu près égale.
Ainsi, pendant huit ou dix jours, le sujet, complètement
privé de sommeil, s'agite, parle sans cesse, ne demande

ou n'écoute aucune réplique; à cette agitation succède une décade de torpeur et de somnolence continuelles, une sorte d'*hibernation* à l'expiration de laquelle M. G... rentre dans la période de calme et de régularité fonctionnelle.

» A ce formidable ensemble de causes de destruction, M. G... oppose une résistance qui tantôt fléchit, tantôt se relève, suivant les fluctuations que subissent son appétit et ses aptitudes digestives.

» Il m'en coûte de prévoir pour ce conflit un dénoûment funeste, mais je ne crois pas ce dénoûment prochain, car le malade conserve encore assez de vigueur pour ne pas céder immédiatement aux attaques qui se multiplient contre lui avec tant d'obstination.

» La phthisie pulmonaire est, par elle-même, une cause de dépérissement; mais la ruine est à peu près certaine pour les tuberculeux, quand ils sont en même temps abattus par la fièvre, spoliés par l'abondance ou la continuité des hémoptysies, de l'expectoration, de la diarrhée et de la suppuration; *nulle chance de salut pour ceux qui sont en outre délaissés par l'appétit.* L'organisme, qui conserve la faculté de se régénérer par l'alimentation, peut en effet, avec des chanses diverses de durée, résister aux affections générales ou diathésiques, à moins qu'un accident collatéral ne vienne l'obliger à fléchir.

» N'est-ce point par un régime approprié que l'on parvient à prévenir et à corriger la pourriture d'hôpital chez les blessés, à soutenir et à prolonger la vie, quand elle s'épuise par de continuelles déperditions morbides?

» Ces procédés sont de règle générale en thérapeutique; mais ce qui en rend l'application souvent difficile pour les phthisiques, c'est l'inappétence ou la dyspepsie qui les consume et vous embarrasse.

» L'anorexie chez les tuberculeux a ses nuances et ses causes : il faut savoir tenir compte des unes et des autres afin de ne risquer ni violence, ni témérité regrettables dans nos tentatives d'alimentation. Il faut de même se garder de confondre l'inappétence avec la dyspepsie, deux phénomènes qui dénotent des troubles d'espèce différente dans les fonctions de l'appareil digestif.

» L'anorexie, dans la tuberculisation, varie depuis la simple indifférence jusqu'au dégoût complet pour toute sorte de nourriture. Lorsque les malades, d'après les conseils du médecin, consentent et réussissent à surmonter leur dégoût et à ingérer une certaine quantité d'aliments, ceux-ci sont fréquemment rejetés, et si l'estomac les conserve, il ne les digère que très-laborieusement.

» En principe, toute affection morbide aiguë fébrile, générale ou bien limitée à un seul organe, peut déterminer l'inappétence; mais dans les maladies chroniques qui n'ont point pour siége l'estomac ou ses annexes, l'appétit s'altère moins communément.

» Que dans l'une de ces périodes la phthisie s'accompagne d'un mouvement fébrile considérable, la faim cesse habituellement de se faire sentir; il est rare aussi qu'elle se conserve après une attaque d'hémoptysie.

» L'anorexie est à peu près constante parmi les tuberculeux dont la muqueuse gastrique est altérée par l'inflammation, le ramollissement, l'ulcération, l'épaississement, l'état mamelonné ou l'amincissement de son tissu.

» Lorsque ces lésions anatomiques euvahissent le grand cul-de-sac de l'estomac seulement, l'appétit soutient longtemps et ne diminue que peu de jours avant la mort, c'est-à-dire, que les choses se passent comme dans les cas où l'estomac est resté à l'abri de toute altération.

» Tandis que l'anorexie précède quelquefois de loin la tuberculisation pulmonaire, l'appétit peut se conserver intact avec des lésions graves de l'estomac, de même qu'il peut se perdre sans tuberculisation fébrile et sans lésions gastriques. C'est en vertu d'une sorte d'anesthésie viscérale que l'appétit diminue ou disparaît chez les malades auxquels on prodigue les narcotiques, et l'on peut considérer comme l'effet d'un engourdissement de la vitalité, l'anorexie qui s'observe chez les poitrinaires mélancoliques ou depuis longtemps condamnés à la séquestration dans un air confiné.

Enfin, il arrive parfois que sans aucune modification nouvelle de leur état pathologique, certains phthisiques qui depuis longtemps vivaient dans une extrême sobriété, sont repris tout-à-coup d'une faim avec laquelle ils déjeûnent tout le temps qu'ils ne dînent pas.

» Cet appétit exagéré semble devoir être parfaitement compatible avec des désordres lamentables de l'appareil digestif.

» L'anorexie qu'éprouvent à divers degrés la plupart des tuberculeux devient fréquemment un véritable souci pour le médecin, qui cherche et ne trouve pas toujours le moyen de ressusciter le goût des aliments : et de la part du malade lui-même, que de préoccupations, de rêves fantastiques en fait de préparations culinaires, et combien peu se réalise l'espoir qui les avait conçus !

» Quand un phthisique ne digère pas ou ne digère que difficilement les aliments qu'il a ingérés par complaisance ou à contre-cœur, c'est que chez lui il y a association de la dyspepsie à l'inappétence, deux états qui peuvent naître et coexister sous l'influence d'une même cause.

» La digestion stomacale peut demeurer lente et incomplète chez les tuberculeux, alors même qu'ils conservent l'appétit. Cette dyspepsie se sépare rarement des maladies aiguës ou chroniques qui envahissent l'estomac; elle se manifeste quelquefois bien avant les symptômes caractéristiques de la lésion viscérale ; elle tourmente aussi les sujets qui souffrent de la poitrine, et elle éprouve, en vertu d'une certaine solidarité qui lie l'estomac à l'état des poumons.

» La dyspepsie peut encore être idiopathique et amenée par les causes générales qui surexcitent ou dépriment la sensibilité morale du sujet; ou bien elle est produite par l'usage prolongé et abusif des boissons et des aliments surchargés de condiments très-sapides.»

Mais alors, cette *dyspepsie*, comme je l'ai dit dans mon premier *opuscule*, produit par boissons des ravages dans le tube intestinal qui enrayent la phthisie pulmonaire : aussi, tant que phthisique peut boire, phthisie reste stationnaire : il cesse de boire et tôt la phthisie devient galopante par *inanition*.

Enfin, il est une cause de dyspepsie élevée au niveau d'importance qu'elle mérite, c'est l'état d'épuisement, presque de dessication de l'organisme chez quelques tuberculeux, qui ne permet plus à la muqueuse stomacale de fournir le contingent des sucs nécessaires à la chimification.

L'intestin répète toute la série des troubles fonctionnels et des lésions pathologiques dont l'estomac est susceptible, c'est-à-dire, qu'il y a chez les phthisiques des inflammations, des ulcérations, des dyspepsies intestinales reconnaissables par la nature des matières évacuées.

La transformation graisseuse du foie a été observée par M. Louis, quarante fois sur cent-vingt tuberculeux ; cette lésion, passablement obscure pendant la vie, n'entrave pas absolument la digestion, mais elle nuit à la nutrition, et c'est à elle qu'il faut s'en prendre quelquefois du dépérissement progressif des sujets.

M. Louis, partant de ce principe que la faiblesse hâte le développement de la phthisie, s'est appliqué à formuler des règles magistrales sur les moyens de vaincre la torpeur de l'appareil digestif chez les tuberculeux. Il a établi, à cet égard, de rigoureuses distinctions ; quoique son programme soit un modèle de sagacité, aucun résultat n'en a été la conséquence.

Suivons-en néanmoins l'étude.

Notre savant maître, le docteur Champolion, parle ainsi à ce sujet :

« Les expédients les plus ingénieux et les plus variés pour nourrir les phthisiques manquent souvent l'effet qu'on en espérait; ou bien, s'ils réussissent un jour, ils échouent le lendemain. En somme, quelque féconde que soit l'imagination du médecin, il vient un moment où elle s'épuise après avoir accablé le malade de servitude et de secours sans valeur. »

Oui, il faut alimenter ceux qui se meurent de faim; néanmoins, les aliments doivent être supprimés aux phthisiques affamés lorsqu'ils sont en proie à un mouvement fébrile intense.

Mais, lorsque l'évolution tuberculeuse suit au contraire une marche apyrétique et que le malade, tout en conservant son appétit, a perdu la faculté de digérer, *fer, eaux calcaires ferrées, et même pepsine lui conviennent; mais jamais eau sulfureuse.*

Citons encore sur la pepsine une observation de M. le docteur Champolion, quoique dans des cas semblables je n'en aie retiré aucun résultat, si ce n'est chez des phthisiques rendant par haut des gaz acides. Alors la pepsine a produit, comme base, soulagement par acide produisant un sel pepsinique.

« Les médecins les plus avisés ne réussissent pas toujours à triompher de l'inappétence et de la dyspepsie, si fréquentes chez les poitrinaires. C'est en vain qu'ils s'y prennent par la douceur, qu'ils traitent à l'amiable, *ils échouent.*

» De dépit, ils recourent volontiers aux excitants; ils espèrent, en stimulant la muqueuse et les nerfs gastriques, imposer aux organes le travail qu'ils refusent.

» Cette médication, possible dans quelques cas exceptionnels, ne saurait, sans de funestes conséquences, être érigée en méthode générale. »

MM. Rufs et Fuster recommandent néanmoins aux phthisiques de faire bonne chère, de s'abreuver de rhum, de cognac; pourquoi un tel conseil?

De ce qu'un régime excitant peut être impunément essayé pour amorcer l'organe du goût et rehausser les forces digestives dans les cas de phthisie latente ou torpide, s'en suit-il que ce même régime convient également à toutes les espèces de tuberculisation? — Il peut réussir d'abord en apparence, mais il finit par allumer ou entretenir la fièvre; et, si la gastrite ne préexiste pas chez le malade, du moins se déclare-t-elle dès qu'un excitant est importunément introduit dans l'estomac. (ANDRAL, membre de l'institut.)

Stimuler un organe n'équivaut pas toujours à le régénérer; factice énergie et de très-courte durée lui est donnée, voilà tout.

Une première tentative de stimulation peut bien s'excuser, mais si elle produit nausées, vomissements, douleurs épigastriques, plus de renouvellement.

Une jeune personne, Mlle B..., âgée de vingt-un ans, atteinte de tuberculisation pour ainsi dire stagnante, languissait depuis longtemps déjà dans un pitoyable marasme causé et entretenu par une dyspepsie invincible.

A l'époque où je vis cette jeune malade pour la première fois, elle avait épuisé toutes les ressources de l'hygiène et de la thérapeutique orthodoxe.

5

Les voyages, le séjour au bord de la mer, et ensuite sur les montagnes des Pyrénées, l'équitation, plusieurs espèces d'eaux minérales, les divers mordants que l'on nomme *apéritifs*, tout avait été employé sans avantages, ou du moins avec des succès éphémères.

Mlle B..., découragée par tant d'épreuves restées inutiles, en était venue à demander sa guérison au somnambulisme et autres pratiques interlopes.

C'est alors que je crus devoir conseiller l'usage de la pepsine amilacée; j'eus lieu d'en être satisfait, car ce médicament produisit des effets si prompts et si complets, qu'au bout de six jours la malade semblait transformée; elle avait repris de l'embonpoint, des forces et un certain épanouissement de la physionomie.

La pepsine ayant été abandonnée comme auxiliaire désormais superflu de la digestion, le retour immédiat de l'amaigrissement, de la prostration et de la diarrhée lieutérique, avertit Mlle B... qu'elle avait commis une imprudence en privant son estomac d'un concours qui lui était encore nécessaire.

La pepsine fut donc reprise pendant six semaines, c'est-à-dire, jusqu'au moment où j'acquis la certitude que son intervention était devenue absolument inutile. Depuis cinq mois, l'appareil digestif fonctionne avec ses propres forces et d'une façon irréprochable; j'ajoute que les signes de tuberculisation, laquelle n'avait pas d'ailleurs dépassé le premier degré, sont actuellement difficiles à saisir.

J'ai vu, à peu près dans le même temps, un autre sujet qui, une heure après avoir mangé, rejetait ses aliments à peine imprégnés de sucs gastriques. Je parvins à assurer ses digestions, en recourant au même expédient, qui avait si bien réussi à Mlle B...

Les substances albuminoïdes insolubles sont liquéfiées et métamorphosées par les sucs gastrique et pancréatique en *albuminoses* ou *peptones gastriques* et *peptones pancréatiques*, de formation successive.

Pepsine et pancréatine produisent en partie ces métamorphoses; ces deux principes peuvent faire défaut en tout ou en partie, ensemble ou séparément, et l'on dit alors qu'il y a dyspepsie gastrique et duodénale.

Quand l'estomac ne peut convertir en albuminose les matières azotées qu'il reçoit, celles-ci, en passant dans le duodénum, sont rendues absorbables par suite de leur mélange avec la pancréatine.

Déjà par le jeu des fonctions digestives, le pancréas devient évidemment un organe auxiliaire et complémentaire de l'estomac.

Quand la pepsine et la pancréatine opèrent successivement et dans toute leur action, la quantité d'albuminose produite peut être ainsi doublée au profit de la nutrition. Mais celui qui ne digère qu'avec l'estomac ou le pancréas, se consomme lui-même et dépérit plus ou moins promptement, parce qu'il ne reçoit qu'une demi-ration de *peptones*.

Que la bile reflue dans l'estomac, en proportion anormale, il y a dyspepsie gastrique par suite de la neutralisation des sucs gastriques. Voilà pourquoi un vomitif donné dans les cas de cette nature rétablit immédiatement l'appétit et la digestion chez les tuberculeux.

N. B. — Mais qui osera prescrire un vomitif pour rétablir l'appétit lorsque le moindre vomissement peut produire ruptures et avancement de cavernes non encore existant franchement?

Si le suc gastrique et le suc pancréatique se rencontrent, ils se neutralisent réciproquement et perdent leurs propriétés : — *Qui peut prévoir cette rencontre ?...*

La digestion des substances féculentes exige impérieusement l'action directe de la diastase salivaire (thialine) ou de la diastase végétale; c'est à cette condition que se forme la glycose, seul produit absorbable. *Il y a cependant des grains de fécule dont l'enveloppe azotée demeure réfractaire à la diastase;* il faut alors le concours de la pepsine pour dissoudre ce tégument et faciliter ainsi la transformation ultérieure de l'amidon. — (S. CORVISART.)

« Comme l'estomac, comme le pancréas l'intestin concourt en raison des sucs qui lui sont propres, à l'élaboration digestive des substances alimentaires. — (ANDRAL.)

Si l'on compose un mélange de matières alimentaires, grasses et féculentes, et que l'on traite ce mélange par de la pepsine acidulée, de la pancréatine, de la diastase et des alcalis, on retirera de cette opération des *nutriments* ou *peptones* artificielles. Ce sont ces aliments tout digérés que M. Corvisart recommande pour les malades chez lesquels la formation physiologique de ces nutriments est rendue impossible par la dyspepsie.

En administrant ces produits par le *rectum*, on peut nourrir ainsi provisoirement un sujet dyspeptique ou privé d'appétit.

Je crains que mes très-pauvres phthisiques n'aient pas assez d'argent pour se procurer une telle nourriture.

Il y a des peptones gastriques qui, à peine formées, sont absorbées par l'estomac même; ce fait peut donner lieu à de précieuses applications, comme lorsqu'il existe, par exemple, une dyspepsie pancréatique ou intestinale.

On note quelquefois des retards dans le travail de l'estomac chez les tuberculeux : des éructations plus ou moins fréquentes annoncent que ce viscère demeure comme assoupi et insensible à la présence des aliments. Sept à huit heures après le repas, la masse alimentaire passe tout-à-coup dans le *duodenum.* En quelques minutes, le malade éprouve la sensation d'une digestion parfaite et d'un véritable allégement vers la région épigastrique. La digestion à laquelle s'était refusé l'estomac, se fait alors toute entière dans l'intestin, par la seule intervention du pancréas. C'est qu'en effet, le suc pancréatique est dix fois plus riche en ferment (pancréatine), et trois fois plus rapide dans son action sur les substances azotées, qu'une somme égale de suc gastrique; de sorte que la nutrition n'est pas toujours compromise, parce qu'il y a dyspepsie stomacale irrémédiable.

Chomel, mon excellent maître à l'Hôtel-Dieu, avec l'espoir de tirer parti de cette remarquable propriété du suc pancréatique, prescrivait quelquefois à ses malades des pancréas bouillis dans l'eau. Mais la pancréatine est détruite par l'ébullition, et celle qui y pénètrerait s'y annule par son contact avec la pepsine.

La dyspepsie la plus difficile à atteindre et à modifier, c'est la dyspepsie duodénale ; qu'elle résulte de l'absence, de l'insuffisance ou de la viciation du suc pancréatique, du relâchement excessif de l'anneau pylorique, ou de l'insuffisance de la sécrétion biliaire, destinée à neutraliser l'excès de la pepsine à sa sortie de l'estomac, il n'est aucun moyen de provoquer un afflux de bile, ou d'introduire la pancréatine dans le duodénum lorsque l'estomac est aussi indifférent que le palais, on doit recourir à l'alimentation forcée, mais s'aidant de pepsine.

En fait d'appréciations scientifiques, il faut toujours s'efforcer de rester dans le vrai ; mais ce remède ne fournit pas constamment ce qu'on lui demande. Il a, au contraire, comme la plupart des agents médicamenteux, ses jours de faiblesse et d'insuccès.

Ce qui peut troubler l'uniformité et la sûreté de son action, c'est la multiplicité même des dyspepsies (car il y en a autant que d'organes et de tissus dans l'appareil digestif), la difficulté d'en démêler les véritables causes et d'en déterminer la localisation exacte.

Quand on parvient à découvrir de quel obstacle dépend l'irrégularité de la digestion chez un tuberculeux, je n'hésite point à délaisser la pepsine, dès qu'on a réussi à lever cet obstacle.

Les substances comestibles imprégnées de pepsine et de diastase peuvent se convertir en *nutriments* dans l'estomac comme dans une poche inerte. Néanmoins, durant l'opération, ce viscère ne reste pas toujours comme une cucurbite ou une cuve à fermentation ; il y a des lésions qui le rendent, au contraire, intolérant à ce point qu'il ne souffre le contact ni des aliments ni des boissons. La pepsine est absolument impuissante à prévenir et à maîtriser cette révolte.

Il faut voir les remèdes tels qu'ils sont, tels qu'ils devraient être, et ne point se payer de mots, même lorsqu'ils sont devenus célèbres, ou que des mécomptes les ont fait tomber dans le discrédit.

Qui n'a pas expérimenté un remède ?...

Qui en a toujours été satisfait ?...

Les manipulations d'un remède varient-elles?...

La pepsine, principe actif des sucs gastriques, est contenue dans les glandules dites peptiques de l'estomac des animaux vertébrés. L'isolement et la conservation de cet agent, sont des opérations difficiles et fort délicates.

Nos pharmaciens de Bagnères achètent-ils de la pepsine de *Lamarth*, produit simple de la muqueuse stomacale de porc, séchée et pulvérisée?...

Cette poudre, très-impure, se putréfie à une température de 40 degrés centigr., et exhale une odeur intolérable.

La pepsine pure ressemble, par son aspect, au blanc d'œuf sec; elle exhale, par le frottement, une légère odeur de fromage : une température un peu supérieure à 45° la prive de ses propriétés digestives, sans la modifier chimiquement.

Il faut tantôt 20 centigrammes, tantôt 70 centigrammes de pepsine pour produire l'effet type, la digestion des aliments azotés selon que l'animal d'où on la retire est jeune ou vieux, qu'il a mangé ou qu'il est à jeun, selon les saisons, etc.

On administre la pepsine sous forme de sirops, de pastilles, de pilules, de vins, d'élixirs auxquels M. Boutin propose d'ajouter, le cas échéant, quelques gouttes de teinture de strychnine.

Réglons enfin le dosage de la pepsine de manière à prévenir la rencontre des deux ferments dans le duodenum.

Conclusion

Il faudra du temps et du zèle pour alimenter les tuberculeux atteints d'anorexie ou de dyspepsie, malgré ce bel article du docteur Champollion.

J'avoue que l'eau de Salies m'a mieux servi que la pepsine que j'ai administrée à maints phthisiques; — j'avoue, néanmoins, que comme base, la pepsine a neutralisé de nombreux vents buccaux à *l'hydrogène sulfuré*, chez une fille âgée de trente-huit ans, affectée de rétrécissement du pylore.

D'après moi et beaucoup d'autres médecins, la conclusion de ce qui précède est : que la tuberculisation pulmonaire se montre comme lésion primitive et non consécutive des diverses affections des appareils laryngo-pulmonaires..

Donc, surveillons sans cesse nos malades phthisiques, surtout dès leur bas-âge, pendant lequel leur cure est peut-être possible, et traitons toujours la tuberculose comme maladie plus grave que pneumonies, pleurésies, bronchites et laryngites, auxquelles on attribue trop légèrement la production de la phthisie.

Puisse mon deuxième opuscule profiter à nos très-nombreux phthisiques, et je serai grandement rétribué pour mes nombreuses tristesses surgissant d'une telle œuvre.

Je me suis évertué chez nos chaufourniers phthisiques de Bagnères, d'Asté et de Beaudéan, à prouver que leurs fils, par la chaux et surtout par un bon allaitement, devaient téter le lait de nourrices n'ayant pas *leurs mois*; car s'il en était autrement, leur lait ne saurait les nourrir;

J'ai dit que tôt ils devaient être sevrés pour se nourrir d'excellent bouillon, lorsqu'il en serait ainsi;

J'ai dit qu'un léger travail, sans trop de fatigue et sans contrariété, convient à leurs nourrices ;

J'ai fait observer que les nourrices devaient être peu nerveuses, se nourrir grandement et donner petite sécrétion lactée, car si elle était plus abondante, la nutrition de nos très-jeunes phthisiques, fils de phthisiques, ne se ferait qu'aux dépens des matériaux du sang, et surtout d'abondantes sécrétions pulmonaires ;

J'ai encore dit que bonne digestion appartient à nourrices remarquables par leur teint clair, leurs forces et leur apparence de bonne santé ;

Enfin, j'ai conclu que si, au contraire, elles n'ont pas un appétit proportionnel à la sécrétion de leur lait, le sang n'était pas suffisamment réparé, car l'anémie de destruction se manifeste avec ses conséquences ordinaires chez nos futurs phthisiques, qui meurent tôt.

Tel est le but de mes nombreux labeurs, afin que la vie des jeunes phthisiques soit plus prolongée que celle de leurs pères, qui n'ont pas été ainsi allaités et nourris.

J'ai dit dans mes très-nombreuses observations sur nos chaufourniers et sur les fils de ces chaufourniers (observations imprimées dans *l'Echo des Vallées*, année 1845), que la chaux atrophiait et crétisait les tubercules pulmonaires, rendait peut-être un peu indemnes de tuberculose les fils de phthisiques, pourvu qu'ils changeâssent de manière de vivre, et qu'ils têtâssent moins longtemps, le lait étant peu nourrissant et très-nuisible quand leur mère est menstruée, et *presque toujours elle l'est lorsqu'elle nourrit*, parce qu'un tel allaitement diminuant la proportion des sels du lait, a presque toujours le développement du lymphatisme et des tubercules pulmonaires.

Le lait, d'après les analyses de M. Régnault, contenant sur 10,000 parties 5,597 de sels minéraux, dont 2,252 de phosphates, c'est-à-dire les deux tiers ; l'enfant et les enfants phthisiques buvant lait de femme, retirent de ce lait, lorsque leurs nourrices ne sont pas menstruées, 5 grammes 50 centigrammes de phosphate dans les vingt-quatre heures, ce qui constitue plus de 1 kilogramme au bout de l'année.

Mais, lorsque presque toutes les nourrices sont menstruées, après cinq ou six mois de couches, leur lait est
très-peu nourrissant, et de là surgissent rachitisme,
muguet, phthisie développée, aphthes et absence de force
pour boire ou manger. Par manque d'alimentation, par
phosphates calcaires non contenus dans le lait destiné à
compléter l'ossification chez les phthisiques âgés, le lait
d'ânesse nourrit moins que le phosphate de chaux provenant de la poudre calcinée de coquilles d'œufs et que le
jus de viande.

Donc, supprimons aussitôt que possible l'allaitement
chez nos jeunes phthisiques : supprimons-le toujours
chez nos vieux phthisiques, qui ne peuvent vivre qu'en
soutenant leurs forces, en mangeant, buvant un peu plus
qu'assez, tant ils s'affaiblissent par la fièvre, l'expectoration, etc., etc.

En 1845, *l'Echo des Vallées* a imprimé mes dires sur
ce, et ces dires ont été importés à Paris; Paris, ville où
tout est exploité au profit de gens qui ne daignent pas
même nommer médecins de petits départements, d'infimes observateurs de ce qui est à Bagnères, et peut-être
de ce qui était grandement remarqué par nos Bordeu, et
surtout par de simples officiers de santé, lorsque beaucoup
de malades de l'hôpital de Lagrave, à Toulouse, y étaient
envoyés.
Mais, Bagnères-de-Luchon ne florissait pas alors par le
charlatanisme au sujet de ses eaux sulfureuses *guérissant
la phthisie, quoique toujours l'augmentant.*

Encore donc : « *Amicus Plato, sed magis amica veritas* »
selon notre excellent ami, médecin d'un établissement
sulfureux, — où il fait excellente saison, — mais où il
regrette nos eaux calcaires pour pallier la phthisie pulmonaire.
Nos eaux de Salies, par ce qu'elles contiennent, feront
donc justice du muguet et nourriront assez par leur fer.

Je répète encore avec peine que nos chaufourniers,
en 1845 *(Echo des Vallées)*, m'ont prouvé que la chaux

6

qu'ils respiraient ne les guérissait pas de leur phthisie, maladie incurable, mais les faisait vivre longtemps avec des poumons atrophiés et parfois crétisés.

Je répète enfin que leurs enfants, respirant dans nos fours la poussière de chaux, mangeant ou suçant de bonne heure de la viande au lieu de téter, ne sont point phthisiques à cette heure (7 mai 1866) mais fermes de chair et très-ingambes depuis 1845.

Seront-ils plus tard ce qu'ils sont?... — Dieu veuille qu'ils le soient!... — Mais jamais *germe de phthisie* ne cesse de germer.

Evertuons-nous donc à l'empêcher de germer aussi tard que possible :

C'est pourquoi j'ose encore poursuivre mon œuvre de tristesse et de découragement.

Education hâtive et surmenée, travail excessif et précoce qu'impose la difficulté des positions, vie énervante chez nos enfants dans les villages, les bourgs et les villes, petites débauches inhérentes même à cet âge, avec sensible misère, inséparables compagnes de tout ce qui vit en commun, tout concourt à rendre nos enfants tôt phthisiques ;

Car tout y est marqué au coin de l'anémie, du lymphatisme, du vice scrofuleux, de l'appauvrissement du sang.

Or, après le régime, il n'est pas de plus puissant réparateur de la phthisie que le fer et autres ingrédients qui entrent dans la composition de l'eau de Salies.

———————

Médecin de l'hospice de Bagnères depuis longtemps, je n'ai vu dans cet hospice que vieilles et vieillards, affectés de bronchite chronique, d'asthme, et parfois de phthisie pulmonaire rarement crétisée par l'eau de Salies, plus souvent naturellement.

Très-souvent la bronchite chronique, avec points de côté, a été enrayée par l'usage de vésicatoires très-camphrés *loco dolenti*; mais alors, urines peu faciles et nécessité de grands lavements pour ces grandement bronchisés, pour faire justice, *et j'ignore comment*, de l'action des cantharides.

Deyeu, le bon Deyeu ! disait que le camphre modifiait l'action des cantharides tant que camphre il restait; mais, plus tard, s'étant évaporé, difficulté d'uriner surgissait.

Qui vaincra par remèdes trouvés cette irritation des voies urinaires par vésicatoires?...

Je l'ignore !...

Toujours dois-je avouer que rien ne soulage le malade bronchisé, asthmatique, phthisique, avec point de côté comme les vésicatoires camphrés.

Y a-t-il dans le vésicatoire quelque chose qui crétise le tubercule pulmonaire ?...

Non, jusqu'à cette heure !

Y a-t-il, dans l'émétique, qui est toléré ou qui fait vomir quelque chose qui crétise le tubercule pulmonaire? *(tartrate acidulé d'antimoine et de potasse.)* — Potasse, comme chaux et soude, pourrait crétiser, mais, il y a dans cette composition quelque chose qui fait vomir, et alors, hémoptisie et fonte plus rapide des tubercules pulmonaires à l'état presque d'induration se manifestent.

S'il est toléré, que produit-il ?

Tous les grands médecins l'ignorent !...

Comme le sarcastique Molière, je dirai : « l'*opium* calme parce qu'il y a quelque chose en lui qui fait dormir. »

Parfois, l'émétique ne fait pas vomir, parce qu'il y a quelque chose encore en lui qui s'oppose aux vomissements. — Oh! oui, les substances entrant dans la composition de l'émétique peuvent devenir nous-même et rester en nous!...

Ainsi agissent encore avec moins de certitude et plus de choses nuisibles toute espèce d'eau sulfureuse qui donne assez facile respiration, avec *mort plus rapide*.

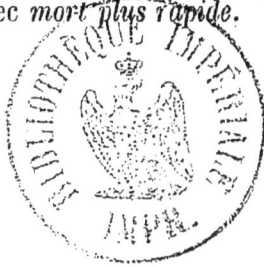